饮食的

THE
TRUTH
OF
DIET

真相

顾　霆　等/著

U0241766

中国轻工业出版社

图书在版编目（CIP）数据

饮食的真相 / 顾霆等著. —北京：中国轻工业出

版社，2024.8

ISBN 978-7-5184-4923-1

Ⅰ.①饮… Ⅱ.①顾… Ⅲ.①饮食营养学—普及读物

Ⅳ.①R155.1-49

中国国家版本馆CIP数据核字（2024）第070873号

责任编辑：贾　磊

文字编辑：李文竹　　责任终审：劳国强　　设计制作：锋尚设计

策划编辑：贾　磊　　责任校对：朱燕春　　责任监印：张　可

出版发行：中国轻工业出版社（北京鲁谷东街5号，邮编：100040）

印　　刷：艺堂印刷（天津）有限公司

经　　销：各地新华书店

版　　次：2024年8月第1版第1次印刷

开　　本：889×1194　1/32　印张：3.375

字　　数：75千字

书　　号：ISBN 978-7-5184-4923-1　定价：28.00元

邮购电话：010-85119873

发行电话：010-85119832　010-85119912

网　　址：http://www.chlip.com.cn

Email：club@chlip.com.cn

—— 著者名单 ——

顾　霆　钱　轶　谢广杰　顾文昊

现代生活诱惑太多，如何避免各种陷阱，始终保持饮食的健康？如何有质量地生活？这些是我们希望共同探讨的问题。从对食物的解读开始，我们可以打造一个适合自身的生活方式。学习和借鉴古今中外的养生理念，把握好生活中的各个环节——饮食、运动、思考、学习、工作、社交等。这些活动都有底层的逻辑，围绕我们的体能、精力、智力，有节奏地输出、有意识地吸取物质与精神"能量"，可真正提高我们适应环境的能力。

首先从食物开始讨论，到底什么是食物？在人类进化与食物选择的过程中，哪些是决定性的事件？我们对食物的认识准确吗？目前许多商业化的行为，我们一定要看清楚，接受或反对，我们自己说了算。中医博大精深，上医治未病，该如何理解？又该从哪里入手？我们该如何选择自己的人生道路？本书为这些问题的解决打开了一扇窗。本书将从三个层面解析饮食的真相：首先，介绍什么是食物及食物的演化与被选择的过程；其次，阐述食物与人类发展的关联路径及如何促进人类整体进化；最后，讨论该如何驾驭食物使其为我们的健康服务。本书旨在使每一个人都能规划或选择一种健康的饮食方式。

　　本书由二十多位学者组成跨界研发团队历经近二十年的研究探索，总结出一些有关饮食方法、食材、中药材与病因、病理之间的相互关联，以及提出的一些问题和设想。作者对食疗、中医养生、未病先治也提出了一些建议，并介绍了饮食配伍的部分研究成果，希望能抛砖引玉，让更多的人加入食疗和预防医学的队伍中来，对这方面的理论与实践进行更深入的研究，为国人的身心健康贡献一份绵薄之力。

　　特别感谢江南大学原校长陶文沂教授、国家大豆改良中心盖钧镒院士、南开大学原校长曹雪涛院士、南京农业大学韩永斌教授、江南大学华欲飞教授、西北工业大学师俊玲教授、南京农业大学陈晓红副教授等，在植物性乳制品（人造奶）及植物性肉制品（人造肉）项目中积累的大量研究成果和工业化技术，他们为本书的创作提供了宝贵的实验数据和实用案例。感谢《乳业科学与技术》杂志编委给予的理论支持，谢谢全体编委！同时深深地感谢已故恩师郭礼和先生（中国科学院原上海细胞生物学研究所所长）一路的指导和鼓励。

　　衷心感谢对于放大生产规模及产品应用与实践提供巨大帮助的黑龙江黑河大豆冰激凌生产商张德坤女士、商业"定位"理论学者孙震先生、厦门素谷生物科技有限公司黄国栋先生、江苏隆力奇生物科技股份有限公司徐之伟先生、安徽省谷润康生物工程有限公司王远保先生和江苏省农业科学院农产品加工研究所的同人。对于参与项目研究及生产推广的江苏智农食品科技有限公司、山东天久生物技术有限公司、苏州禾能生物科技有限公司，表示最诚挚的谢意！

老师们、同事们、伙伴们，谢谢你们！

目　录

第一章
饮食的来龙去脉

第二章
食物与食品安全

第三章
殊途同归

第一章
饮食的来龙去脉

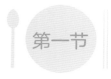

第一节

什么是食物

到底什么是食物？现代人能吃的东西太多了，我们一日三餐外加零食，天天都在吃，可我们真的知道什么是食物吗？了解什么是食物有意义吗？为什么要从这里开始讨论？

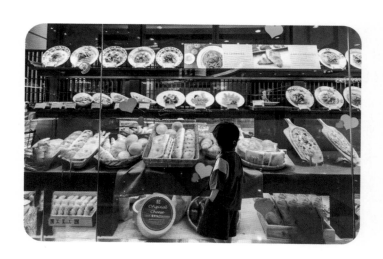

一、食物的定义

　　根据世界卫生组织的定义，无毒无害，给人体提供能量和营养，本身或水解后的成分能够参与人体的代谢过程，这样的物质就是食物。关键词是"参与人体的代谢过程"，这怎么理解？吃的东西能够产生能量、提供营养，这容易理解。但我们吃的东西首先要能被分解为小分子，最后能够被人体吸收，进一步合成或转化为人体内需要的其他物质或者产生能量。正常情况下，食物在体内经过多步的生物化学反应过程就称作参与人体的代谢过程。首先吃进去的东西能够被分解，分解的关键要看在消化系统里有没有对应的酶（酶是一种蛋白质催化剂，人体内所有的生化反应都需要酶的参与），如淀粉酶、蛋白酶、乳糖酶、脂肪酶等。在我们咀嚼食物的时候，这些酶就开始出现在唾液里、胃液里和肠道里，大肠内还有益生菌分泌的各种酶，这就保证了食物在消化系统里能够被分解成小分子物质。被分解成的小分子物质被肠道吸收后会进一步参与相应的化学反应，产生能量或合成其他成分。世界卫生组织对食物的定义概括起来就是：我们吃进去的东西有对应的酶来消化它吗？如果有，这种东西就是食物；如果没有消化它的酶存在，吃进去的东西不能被消化又不能直接排出体外，那它就不是食物，我们称之为非食物。

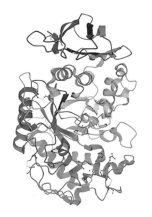 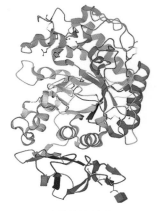

人类唾液α-淀粉酶　　　　　　　　人类胰淀粉酶

例如，米饭、面条的组成成分有淀粉、蛋白质、脂肪等，在消化系统内都存在对应的淀粉酶、蛋白酶、脂肪酶，所以米饭、面条就是食物。再如，氢化油做的人造奶油，里面含有反式脂肪酸，人体内就没有对应的酶来消化它，它会长时间滞留在体内，尽管短期内看不出有毒有害（参见反式脂肪酸代谢动力学实验数据），这种奶油还是食物吗？仅通过三个月的毒理实验、致畸实验就能确定无毒无害吗？目前的食品安全检验，其时间跨度其实是远远不够的。

在这里先提出一个问题，哺乳动物的母乳（如牛奶）是食物吗？回答，当然是食物。但这个答案准确吗？

二、食物的鉴别

我们判断一样东西是不是食物要看它的可食部分，比如脱壳后的水稻（就是我们从商店里买回来的大米），这部分就是可食部分。大米中淀粉约占80%，蛋白质约占8%，脂肪约占1%，水分、矿物质、维生素合计约占11%。除了水分、矿物质和维生素被直接利用外，其他几种成分在人体消化系统中有对应的淀粉酶、蛋白酶和脂肪酶，它们都完全被酶水解了。淀粉水解为葡萄糖，蛋白质分解成氨基酸，脂肪也分解成甘油和脂肪酸，1个脂肪酸分子进一步分解成2个碳的小分子酮或酸，它们都直接参与到糖酵解或三羧酸循环（均为生化代谢途径）当中去。所以脱壳后的水稻就是地道的食物。其他谷类、肉、蛋、蔬菜、水果等都类似这种情况。部分不能被消化的成分如粗纤维，它们也能穿肠而过，部分成分会成为肠道菌群的营养物，不能被利用的则会直接排出体外（这一点也非常重要）。其中的维生素和矿物质可直接被吸收并参与到人体代谢中去。

总结一下，食物是指在人体消化系统内能够被自身分泌的酶水解的物质。吃什么东西就要知道它能不能被人体内的酶分解掉。这也是我们今后判断食物的标准：能吃吗？有相应的酶帮助消化吗？如果有，那就是食物；如果没有，那就

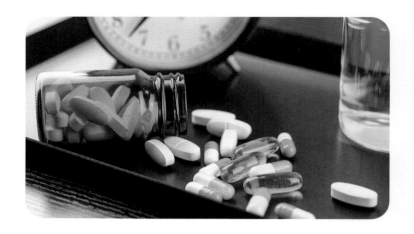

不是食物，我们就要小心了。例如，药物研究一个重要的阶段就是要知道这种药物在人体内的情况，能被分解吗？不能被分解的药物都去了哪里？停留了多长时间？最后怎么离开身体的？不能被分解又不能被排泄出去，这种待开发的药物就可能会被淘汰。这样的物质就好像公路边、沙滩上废弃的塑料制品。

吃进去的东西，有些能被酶水解并进一步被吸收；有些不能被吸收，它们穿肠而过，如许多蔬菜的根、茎、叶子等（它们到了大肠也会被肠道细菌利用，不同的食物残留物对细菌的影响是不同的，蔬菜的根、茎、叶子含有的膳食纤维就有利于益生菌的生长）。还有一些物质分子很小，能被肠道吸收，但不能被分解（因为没有对应的酶）。这些小分子物质一定要引起注意，它们会长时间滞留在体内形成所谓的"积毒"，就可能会对人体造成一定的伤害，一些添加剂、残留的农药及人工合成的物质就是这样，如改性的水溶性纤维素、色素等。虽然在短期内看不出它们的危害，但时间长了就会出现风险，大家一定要注意。

三、正确识别食物的意义

对于普通人，知道什么是食物是非常有意义的。这对于制定健康食谱很有帮助，也是判断药食同源的前提条件。在今后漫长的岁月中能否保持健康的体魄，能否未病先治，这里是原点，从这里开始才能迈出最关键的一步。

举个著名的例子，魏文王问名医扁鹊："你们家兄弟三人，都精于医术，谁是医术最好的呢？"扁鹊答道："大哥最好，二哥差些，我是三人中最差的一个。"魏文王不解地说："请你介绍得详细些。"扁鹊解释道，我治好了病，人们都看到了，大哥不让人生病，却没有人能看到。

扁鹊大哥不让人生病就是典型的未病先治，管理好饮食正是最重要的一步。

治未病 · 扁鹊

根据典记，魏文王曾求教于名医扁鹊："你们家兄弟三人，却精于医术，谁是医术最好的呢？"扁鹊："大哥最好，二哥差些，我是三人中最差的一个。"

魏王不解地说："请你介绍得详细些。"

扁鹊解释说："大哥治病，是在病情发作之前，那时候病人自己还不觉得有病，但大哥就下药铲除了病根，使他的医术难以被人认可，所以没有名气。只是在我们家中被推崇备至。

我的二哥治病，是治病小病于病情初起之时，症状尚不十分明显，病人也没有觉得痛苦，二哥就能药到病除，使乡里人都认为二哥只是治小病很灵。

我治病，都是在病情十分严重之时，病人痛苦万分，病人家属心急如焚。此时，他们看到我在经脉上穿刺，用针放血，或在患处敷以毒药以毒攻毒，或动大手术直指病灶，使重病人病情得到缓解或很快治愈，所以我名闻天下。"

魏王大悟。

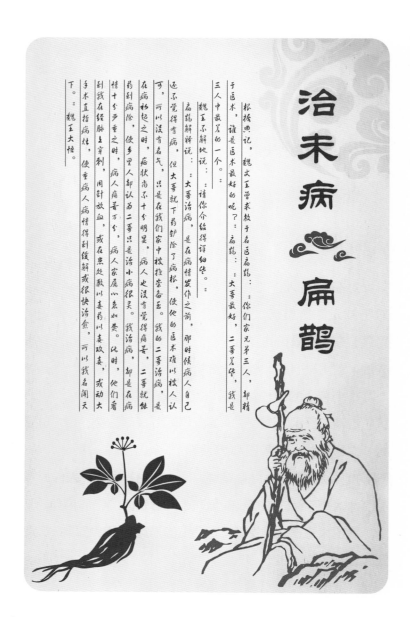

第二节

食物的演化

在世界各地，几乎所有的人都非常爱吃鸡蛋。回头看看，当人类的祖先还生活在树上的时候，就经常干掏个鸟窝偷几个鸟蛋的事儿，久而久之鸟蛋进入了人类的食谱。我们以此类推又会看到什么呢？演变成为食物是经过漫长的演化过程的，我们不能随意改变它。

一、食物链的形成

地球早期的生命摄取物质是从获得化学能开始的，"类生命体"附在水底岩石表面，对岩石表面的物质溶解、吸收、转化，为自身变化提供能量。当光合作用出现后，单细胞的生命就真正解决了能量循环、转化和利用的问题，由此一步一步进化形成了能量代谢的糖酵解和三羧酸循环途径，奠定了地球生命的基础。

（一）食物链

食物链最早是通过细胞之间相互吞噬开始出现的，这个事件非常有意义，一方面促成了细胞功能的进化（例如，细胞多功能的集合就是通过获取和保留了线粒体、叶绿体等细胞器得到的），另一方面延续了食物的通用性（都含有脂肪和蛋白质，吃谁都一样，细胞间互为食物），最终演化出多层级、闭环的地球生态系统。光合作用产生葡萄糖，进而演化出糖酵解这个最基本的能量代谢途径。以储存能量为目的导致能量转化与能量储存机制的出现，这使有机物的种类也变得越来越多，为生命进化打开了局面。进一步演化出的储存葡萄糖的机制——将葡萄糖聚合成淀粉，这又为农耕文化的出现奠定了物质基础。我们现在说的粮食，正是农耕文化的产物。大米、小米、小麦、高粱、燕麦、玉米、青稞等五谷杂粮，淀粉含量都超过了80%，相当于淀粉库，为人类提供了基本的能量和有机物质的来源。

在地球上，无论微生物、动物、植物，它们都有一个共同的祖先〔整个地球的生物只有一套脱氧核糖核酸（DNA）密码〕，或者说地球上的生命都来自一个祖先——一个原始的细胞，这导致不同的生命体内，其分解与合成的化学反应

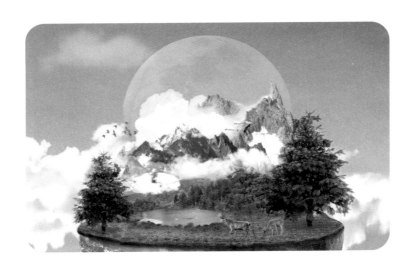

都是一脉相承的。光合作用产生葡萄糖，可以进一步合成淀粉，葡萄糖也可以产生脂肪酸，两者共同引入氮原子就可能生产出氨基酸，氨基酸聚合起来就是蛋白质。脂肪酸也可以产生储存形式的脂肪（其所含能量是糖或蛋白质的2倍多）。由于脂肪能提供更多的能量，这让生命活动范围更大，为拓展更多的功能，如奔跑、格斗等创造了条件。不同生物通过互为食物得以循环利用有限的资源，并不断滚动地向前发展。经过35亿年的演化，地球上所有生命都遵从这个规则：先融入体系，适者生存，又相生相克，最终通过竞争决定各自地位。相互关联的食物链把整个地球上的生命都串联起来，逐渐形成闭环的生态系统，这个系统由植物及含叶绿体的微生物从太阳获得能量，其他生物通过闭环的食物链完成能量的分级转移。这种竞争与依赖的共生体系，保证了生命相互依存并一直不断滚动地进化发展，这也导致了生命体系更加快速地、有目标地进化，一直发展到今天，形成了极其复杂又非常合理的"制度"，如果与人类设计的社会制度相比较的话似乎要周到得多。无论竞争多么激烈，体系却保持异常完整和充满活力。

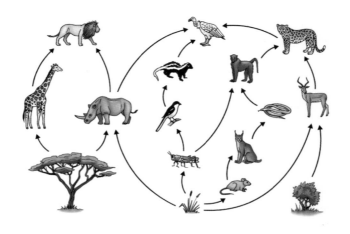

（二）药物的出现

竞争中一种生物对抗另一种生物，该过程中往往会演化出特殊的成分，如有些细菌能产生特殊的物质（如青霉素），该物质会抑制其他细菌生长。一些植物在抵抗微生物或极端天气时也会产生一些特殊的成分，这个过程被称为植物成分的异化。异化出来的新物质即使到了现在，对我们依然非常重要。这类物质往往是为了破坏一种结构、一种功能或者适应特定环境而出现的，作为打击对手的武器，又不能伤害到自己，所以生物在异化出新物质的同时也要在体内形成对抗这种物质的办法，如产生水解它的酶或能与之结合的化合物，相当于生物产生有毒物质的同时往往也会生产出解药，这样才不会伤害到自己。这些"解药"有一部分成为了今天的药物。同时，这也证明了药物与食物有着相生相克的内在联系。现在许多这类异化的化学成分被用来做成药物或保健品，有些甚至被用来当作毒药。现代制药技术一方面从生物中提取这类化学成分，另一方面模仿它们的化学结构进

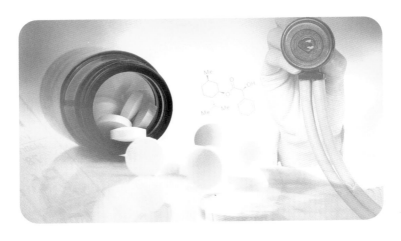

行人工改造或合成。

　　一个物种选择什么样的食物是在竞争和适应环境的过程中逐渐形成的。一步一步复杂的合成过程与逆向的分解过程，都要有酶的参与。两类酶（合成酶和水解酶）都必须存在，才是生成食物的客观必要条件，这得益于虽然地球生命有着显著表面差异性，构成它们基本结构的物质却是完全相同的，形成了一物降一物又相互依存的有趣局面。

二、人类食物的有限性与无限性

　　人类站在食物链的顶端，理论上可以向下通吃（无限性），但因为消化系统所拥有酶种类的局限，许多动物和植物不能被当作食物（有限性）。好在食物链之间的关系是同根生的，主要结构成分都相似，就看能否吃得到（这为进化提供了一种动力和方向）。异化出来的特殊成分就是为抵抗天敌和在适应环境的过程中形成的。不同生物间吃谁，又被谁吃是分层级的。果子长在树上，要吃就要能爬（或飞）到树上去。想吃肉，就要先抓得到，必要时要先打败它（有些动物长有利爪和獠牙）。经历长时间的演化与平衡，不同的阶层就相对固定下来并形成现有的生态圈和生态环境。直到人类发明出武器，这种平衡就被彻底打破了（实现了所谓的无限性），人类通过技术手段进行加工得到了越来越多的"可食部分"，即便是敲碎坚硬的盔壳和骨头也要分离出可食部位。人类为获取更多的食物，不惜杀戮和发动战争，这其实是违背自然法则的，这样做极大地破坏了原本平衡的生态系统。所以早在二千七百多年前老子就反对技术的发展，主张小国寡民，人要融入自然环境中去，希望创建和谐的文明社会。但是最顶层的物种，没有了天敌，种群就会快速扩张，竞争演变为战争似乎又不可避免，地球生命未来将走向何方呢？

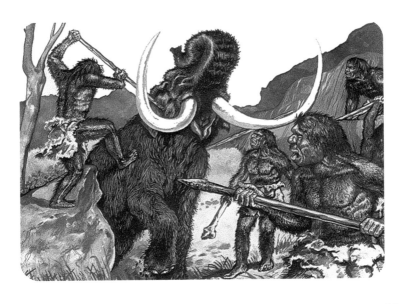

当人类从树上下到地面，再走向草原时，我们就带着驯化的鸟（现在的鸡）一起奔向更广阔的天地，这时不仅能吃到鸡蛋，还有肉吃，蛋白质的供应更加丰富（畜牧业的雏形也由此开始形成，仅仅驯养鸟已经不能满足人类发展的需要了，人类开始转向驯养兽类），人类进化从此进入了快车道。祸兮？福兮？我们认为，如果人类不能从目前的初级文明快速进入二级文明，科技的高速发展必会反噬人类自身。

第三节

进化与食物的选择

知道猴子为什么那么喜欢吃香蕉吗？这里就重点谈一下食物中的"糖"或称作碳水化合物的物质，以便于我们理解食物对进化的影响，也能指导我们如何制定出一份健康的食谱。

一、大脑进化与糖

猴子喜不喜欢香蕉和我们的饮食有什么关系？这里就"糖"的话题来展开介绍。平时大家说的糖，其实指"白砂糖"，专业一点的说法是"蔗糖"，最早是从甘蔗中提炼出来的，它是由一个葡萄糖和一个果糖连接起来的双糖，非常甜。作为甜度的标准，食品科学家规定蔗糖的甜度为100，其他糖类与它进行对比，如葡萄糖的甜度为70，甜菊糖的甜度是蔗糖的600倍。平常通过加入蔗糖来做甜食。

　　食物中常见的糖都有哪些呢？蔗糖、葡萄糖、果糖、乳糖（仅见于哺乳动物的母乳中）。现在一提起"糖"，大家都有点嫌弃的感觉，总把糖和肥胖、糖尿病联系在一起。我们到底该怎样看待带给我们甜蜜的"糖"呢？

　　整个地球生物，含量最多的有机物是葡萄糖及葡萄糖聚合物，是植物和某些微生物通过光合作用合成的，绝大

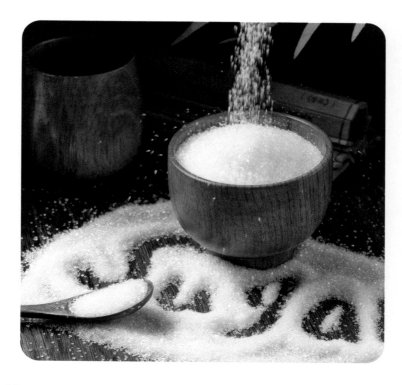

部分的碳水化合物都是从葡萄糖衍生出来的。葡萄糖提供了绝大多数生物所需要的能量，也是地球上有机物质最大的来源。食物中没有"糖"怎么行呢？五百万年前人类的祖先还在树枝之间玩耍的时候，他们的食物来源是水果，偶尔还掏个鸟窝什么的。就算是古猿的时候，人类的祖先的头就比其他动物大了许多，其实人类的脑容量远远超越了地球上的其他动物。大脑越发达，需要的能量也越多，但是能给大脑提供能量的食物只有一种，那就是葡萄糖。这种单糖普遍存在于瓜果、五谷杂粮中。葡萄糖一个一个连起来就形成了常见的淀粉（水解后又可变回葡萄糖）。五谷杂粮中80%的组分就是淀粉（大豆除外）。也就是说，葡萄糖是五谷杂粮的主要成分。当爱动脑筋的古猿碰上了葡萄糖——地球上唯一的由太阳能转化为化学能的碳水化合物，并由此产生淀粉，恰好匹配了大脑的能量需求，人类的大脑从此开始了飞速进化。古猿时代还没有五谷杂粮，但它是不是喜欢吃水果，特别是香蕉？香蕉中的淀粉提供了"高密度"的葡萄糖。充足的葡萄糖使大脑的活动和进化有了物质基础。因为喜欢吃香蕉使古猿有机会变成了现在的我们。猴子为什么那么喜欢吃香蕉呢？进化论说人类与猴子有很近的生物学亲缘关系，和其他动物比较一下，最明显的差异是猴子和我们人类的脑袋都比其他动物大得多（按身体比例）。猴子在五百万年前还在树枝间嬉戏的时候，这个越来越发达的大脑消耗的能量却越来越多，关键的问题是，只有葡萄糖才能通过脑血屏障进入大脑并提供大脑活动所需的能量，葡萄糖在香蕉中的含量是水果里较高的。除了五谷杂粮还有什么食物能满足大脑如此高的能量需求呢？

食草动物主要以纤维素（也是葡萄糖的聚合物）为葡萄糖的供应源头，但纤维素比起淀粉提供葡萄糖的效率就低多了。人类的祖先又是什么时候成为杂食动物的？什么时候转向以淀粉为主要食物的？食肉动物为什么也没能演化出智能生物呢？这些问题都指向一个答案——谁最大限度地利用了葡萄糖，谁将在竞争中胜出。

二、正确使用糖

我们今天的五谷杂粮和猴子喜欢吃香蕉有关系吗？有。正是葡萄糖——一种碳水化合物，作为我们食物的一种关键组分，构成了人类食物最为基础的部分（碳水化合物）。糖类与蛋白质、脂类、矿物质、维生素、水一起构成了人体必需的六大营养素。

（一）淀粉与糖

那么我们所谓的现代人该怎么吃"糖"呢？人类大脑消耗了人体能量总需求的30%～40%，关键是这部分能量必须由葡萄糖来提供，巧合的是，淀粉百分之百是由葡萄糖组成的，而且水解速度很快（感叹神农氏当年怎么就选出了五谷杂粮呢）。五谷杂粮不但保证了我们对葡萄糖的需要，还提供了缓释能量的成分——淀粉（其实肝糖原就是短链的、多分支的淀粉，好比汽车的油箱和汽油）。当葡萄糖或淀粉成为人类每天必需的碳水化合物的时候，人类智力的进化就不能被阻挡了。

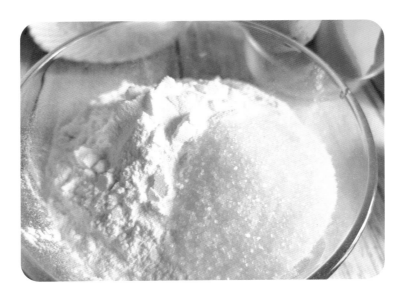

每天，我们的大脑要思考吧，那就要保证它的能量供应。也就是说，每天吃饭至少保证由葡萄糖提供30%的能量专供大脑。你有没有注意到，每当宴席收尾时，往往还要上点"主食"，刚才吃了那么多菜还觉得有点饿？其实是大脑在说："我还没有吃呢！"有些整天喊着不吃糖的朋友，一定要换个角度看这个问题。

减肥的人群和糖尿病患者，仅仅不吃糖是完全不能解决问题的。建议每天要运动运动（如走路不少于30分钟），还要抽时间看看书、动动脑。人体血液中存不了多少葡萄糖，食物中供给的葡萄糖会临时储存在肝脏和肌肉中（以肝糖原和肌糖原的形式储存起来），活动身体会促进肌糖原的形成和利用；食物水解出来的葡萄糖也会临时储存在肝脏和肌肉中，适量的运动又会消耗掉这些糖。学生时期，课间操的设计就非常好，这种体操会促进肌糖原的生成，能够使葡萄糖暂时储存一下，以保持血糖的稳定。

（二）人类的早餐

早餐非常重要，一日之计在于晨，这个"计"就包括如何正确地吃早餐。正确的做法是，要先吃饱（要有足够的碳水化合物或脂肪）再吃好（这个"好"是指一天需要的维生素等微量元素和活性因子，以及必需的氨基酸和必需的脂肪酸都要全面提供）。"好"的早餐应由两部分组成：一部分是"主食"，由相对足量的宏量元素（淀粉、脂肪、蛋白质等，如包子、面条）组成；另一部分是由完整且均衡的微量元素和活性因子（矿物质、维生素等，如豆浆、八宝粥）组成。为了更好地消化吸收，就要干湿搭配起来吃，如豆浆搭配油条，稀饭搭配馒头，最后配点自己喜欢吃的小菜——榨菜、花生米等。这样做的好处非常明显，优质的早餐提供了一天中人体需要的养分，保证身体的新陈代谢能完全正常地运行，使细胞更新和执行各种功能所需要的物质和比例都备齐了。早餐吃好了，中餐、晚餐就可以随意一些，如果这时候加上有意识地去管理体重那就完美了。这里"吃好"是难

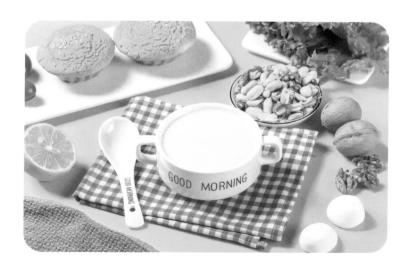

点，怎么才算吃好了呢？日本人说，要有37种以上的食物才能保证营养全面；美国人说，吃几粒大药片，里面什么都有；我们说，一杯植物性的奶（如将大豆、大米浸泡一下，让它们萌动，其中有益、微量的成分就会出现，再磨成浆）配合主食（煎鸡蛋、小笼包等），做一顿有品质的早餐。哪个更方便、更有的放矢、更自然？

三、食物中的蛋白质和脂肪

（一）蛋白质

蛋白质和脂肪的重要性这里不再赘述，就人类的食物而言，一个人每天平均需要60~70克蛋白质（相当于300克牛肉），食物中蛋白质提供给人体的是氨基酸。人体合成自身的各种蛋白质需要21种氨基酸（也有观点认为是20种），其中人体自身不能合成或合成速率与数量不能满足人体需要，必须从食物中获得的氨基酸称为必需氨基酸。对于成人，必需氨基酸共有8种：赖氨酸、色氨酸、苯丙氨酸、甲硫氨酸、苏氨酸、异亮氨酸、亮氨酸、缬氨酸。对于婴幼儿，除以上8种氨基酸外，组氨酸也是必需氨基酸。不同的食物，其蛋白质的氨基酸组成是不同的，我们判定食物蛋白质的好坏就是看蛋白质中必需氨基酸是不是齐全，还要注意必需氨基酸的占比如何。如果必需氨基酸齐全，我们称这种蛋白质为完全蛋白质。

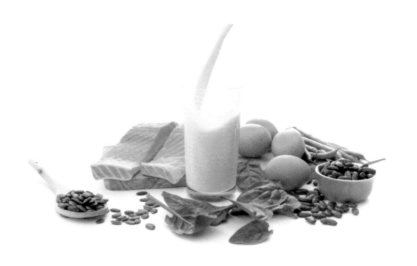

　　由单一的一种食物就能提供全部必需氨基酸的食物种类并不多，目前发现的食物有"两种半"：一种是牛奶；另一种是大豆，单独食用它们就能提供人体所有的必需氨基酸；剩下半种是土豆（也有人认为是鳕鱼）。为什么是半种呢？因为土豆中蛋白质含量太低，要吃很大一堆土豆才能满足人体对氨基酸的需要（现在鳕鱼数量大为减少）。其他的食物，如大米、小麦、玉米、禽蛋、牛羊肉、猪肉等，构成它们的蛋白质并不含有全部的人体必需氨基酸，我们称这种蛋白质为不完全蛋白质。从前社会生产力不发达的时候，百姓寿命相对较短就和蛋白质供应不足有关。现代影响人均寿命的反而是食物污染（如非食物、农残过多）、营养过剩和营养素失衡造成的负面效应。

（二）脂肪

脂肪提供给人体脂肪酸和能量，脂肪在体内的形态分为两种：储存性脂肪和结构性脂肪（类脂）。动物皮下脂肪和肚子内肠系膜上的油脂就属于储存性脂肪，其特征是脂肪酸链较短，以饱和脂肪酸为主，这个容易理解。想想几万年前，我们的祖先刚好逮到一只山羊，大家饱餐一顿，几个人眼下是吃饱了，可是下一顿又在哪儿呢？身体进化出了发达的消化系统，有吃的时候赶紧吃，体内赶紧消化并储存一部分（直到现在还保留这种情况，吃的食物很快被消化，富裕的部分被储存起来）。脂肪热量最高，就以脂肪的形态储存起来，脂肪酸链也不需要太长，这样合成速度也能快一点。其目的是看能不能坚持到下一顿饭。

结构性脂肪是指脂肪水解后产生的磷酸化甘油再结合脂肪酸所形成的物质，会成为细胞的结构成分，如双分子层的细胞膜，其主要成分就是磷脂。细胞膜是需要有流动性的，尤其是神经细胞的膜，流动性要非常强，这就要求脂肪酸的碳链要长，双键要多（这就是不饱和脂肪酸），在温度低时也不会凝固。而植物中的脂肪酸大都是不饱和脂肪酸（其中亚麻酸和亚油酸也是人体必需的），它们正好可以形成结构性脂肪，满足细胞结构的形成。这也是动物脂肪容易吃胖而植物脂肪不易吃胖的原因。

　　了解了以上内容，我们也就知道饮食该如何选择蛋白质和脂肪了——首先要选择具备完全蛋白质的食物，如果没有，就多搭配几种食物，平时让植物油的占比更高一些。

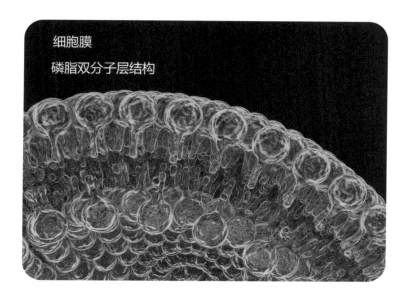

细胞膜

磷脂双分子层结构

四、食品制作设计的原则

看到这里就应该能推断出生产食品的一些原则，身体需要的一切都是从环境中获取的，即糖类、蛋白质、脂类、维生素、矿物质还有水。怎么理解一日三餐？餐饮行业与预包装食品的制作应该遵循什么样的最基本的原则呢？该如何让正餐为主导，让零食来调剂我们的生活呢？

原则一：选食材和调料，最基本的原则就是要用"食物"（是能被消化系统分泌的酶水解的物质）做食材，注意还要懂得如何取出可食部分的同时又不会破坏一些营养物质。

原则二：采用可以最大限度保留食物营养价值的加工方式。餐饮业是现做现吃，烹饪方式包括煎、炸、烤、炒、煮、蒸等。不同的食物，食用目的不同，就要选择不同的加工方式。为了好吃，还是为了更营养？西方人喜欢大口吃肉，多选择烘烤和煎炸；中国人喜欢养生，多选择蒸煮。蔬菜水果可能有农药残留的问题，清洗时记得先加一勺小苏打浸泡几分钟后再用水清洗。

原则三：添加物的选择要健康。几乎所有加工过程都要调味、调色。调味用盐、糖、小鱼、虾干等，这类就比较自然，应该推广；加鸡精、香料甚至香精也不是不行，但这类添加物老百姓如何区分它们，怎么知道那些添加物有没有问题？建议学习一下这方面的知识，提高自身的鉴别能力，或者就少吃看不懂的食物。许多食物靠自身的颜色引起人们的食欲，还有就是用色素染上去的。色素其实问题比较大，许多人工合成的色素大都存在风险，太过鲜艳的食物还是要少吃。

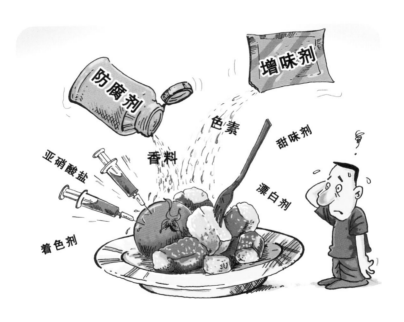

一日三餐也只是人类才有的特权，这对我们有多少好处呢？其实是弊大于利的。我们一定要明白该怎么吃饭：营养素要全面，数量要控制（有六七成饱就行了，其实这时对于人体的实际需求已经够了，记得前面提到古人消化能力超强吗？多吃的部分会形成脂肪），因为现代生活已不需要储存太多的脂肪。零食除了满足口舌之快外，一定不要吃出负担来（如太油腻、非食物添加物太多等）。2006年，南京有个13岁的男孩患上了直肠癌（在以前一般要40岁以上才可能患的病），调查后发现，这个孩子平时喜欢吃油炸的食物，零食吃得很多，还都是些垃圾食品（烤肠、氢化油奶茶等）。自己不了解的东西还是尽量少吃。

总结一下食品制作设计的原则：一是选择真正的食物做食材；二是尽量用低温加工的方式（多水煮、少油炸），因为高温会使食物产生丙烯酰胺，其属于二类致癌物质；三是呈味、呈色要多用香味愉悦的、有色的食物来辅助，少用香精和色素；四是蛋白质应该能够提供全部的必需氨基酸（完全蛋白质或多种蛋白质搭配），油脂要保证提供更多的不饱和脂肪酸；五是矿物质和维生素要考虑进去，它们的需要量虽不多，但一日三餐中要搭配一些，如蔬菜、水果、矿泉水等。

第二章
食物与食品安全

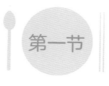

第一节

伴生食物

　　这里提出一个新的概念——伴生食物。野生熊猫要吃箭竹，没有箭竹，熊猫就要被饿死；与箭竹共生的几种细菌和真菌对于熊猫就属于典型的、关键的、不可或缺的食物，因为这些细菌和真菌能帮助熊猫消化竹子。许多物种，在食谱中都有关键性的食物，类似熊猫主食箭竹的共生菌。这类食物我们称之为"伴生食物"，它的存在与否可能决定了一个物种的兴衰。关于这方面的研究还不够多，但我们发现，在东亚农耕文化圈，大豆是这个农耕民族的伴生食物，尤其在物流还不发达的时期。

一、大豆与中国

　　上古时期，在华夏大地各个地方都生长着一种作物——菽，也就是我们常说的黄豆或大豆。有意思的是，不同地域生长的大豆，它们的特性有一点点的不同——它们只适应当地的环境，换一个地方种就长不好。别小看这一点，隐藏在背后的秘密正是大豆与当地人种的伴生关系。《后汉书》记载："野谷旅生，麻尗尤盛。"意思是说，麻和尗（尗是菽的金文）在野外也能生长得非常茂盛。麻不仅提供了含油量很高的籽粒，还提供了大量的植物纤维，人们可以将其捻结成绳和线，线能织布做衣。菽这种作物提供了优质的油脂和完全蛋白质，以及全部的活性因子，这是巧合吗？上下五千年，没有大豆就没有东方文明。为什么这么说？

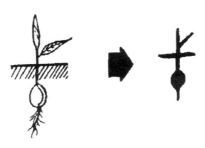

（菽的甲骨文来源）

大约一万年前，人类社会形态的雏形开始出现，被动地催生出人丁注册、社会分工、食物分配等一系列的社会制度与管理模式。为了保证种族的延续和发展，当时最重要的事情是食物的分配。德高望重的首领们先把食物搭配好再进行公平的分配，食物的搭配对这个种族的进步甚至起到了决定性作用。经验告诉首领们，有限的食物必须搭配好之后再分配下去。收获的农作物分为主食和副食，当时粟米、稻谷是主食，菽、果是副食，肉、蛋是奢侈品。这样的分配制度——先分类再搭配，恰好保证了史前人类对营养均衡的需求。

二、大豆的价值

用现代技术分析大豆，我们发现大豆有以下三个显著的特征。

（一）大豆的全营养性

假如把你长期关在一个玻璃屋子里，只提供一种食物和水，你选哪一种食物？可以告诉你，如果选不好，你可能无法生存下去。大豆，尤其是萌芽状态的大豆，完全具备维持一个人正常新陈代谢所需要的全部营养素。如果你选大豆，那么恭喜你答对了！

郑和下西洋比西方航海时代早了一百年，可我们没有遇到坏血病，正是大豆让船员们可以长时间航行在大海上（如豆浆、豆芽提供了丰富的维生素C和其他活性因子）。

（二）大豆中活性因子的完整性

除了完整的营养素外，大豆中还有十多种生理活性因子，像皂苷、甘油磷脂、卵磷脂、谷胱甘肽、大豆异黄酮（目前发现的结构式就有十二种）、粗膳食纤维、低聚糖、甾醇、萜类等，这些活性因子参与了许多代谢过程，如果利用恰当，会带给我们身体极大的利益，因此称它们为"活性因子"。有学者把异黄酮与卵磷脂称为"美丽因子"（正是这种因子保证了第二性征的完美发育），大豆磷脂被誉为"聪明因子"（与脑神经发育密切相关），甾类和萜类是公认的"健康因子"。这些都是大豆中重要的活性因子。看看世界各地的保健品柜台上，能少了用这些活性因子做成的胶囊吗？不过，中医可不会用这些提纯了的"活性因子"。

（三）大豆信使物质的原始性

细胞之间的通信最早出现在十五亿年前，单细胞的生物在水中活动，它们学会了互相传递信息，使用的传递物质正是甾类和萜类物质，我们称之为"信使物质"。早期的信使物质能够改变细胞的代谢途径，使细胞更好地适应环境的变化。这些原始的信使物质正好在大豆中被发现了，进一步的研究还发现甾类与萜类的比例能够控制某些原始基因的开

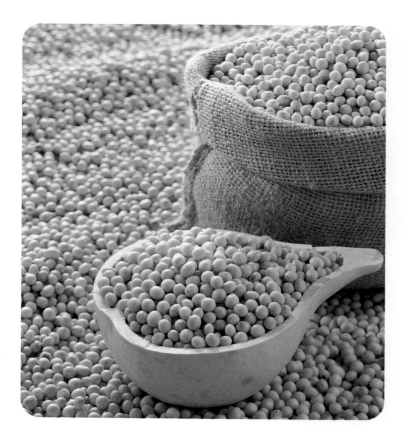

闭，虽然研究还不深入，但展现出的前景非常激动人心，如原癌基因的表达似乎就和它们有关。通过调控原始信使物质的浓度比例是否可以选择性关闭一些不希望表达的基因呢？例如，去关闭癌变的基因。

仅这些初步的研究就揭示了大豆无与伦比的价值，难怪国际一些大师级的营养专家称大豆是"软黄金"，而且后来又修正说，大豆应该称作"软钻石"。

三、没有大豆就没有东方文明

毫不夸张地说，大豆一直伴随着东亚农耕文化走过了万年的坎坷，成就了世界上仅存的不曾中断的东方文明。在有记载的五千年间，大豆一直陪伴着我们，滋养着我们的体魄，无论是体格还是智力，中华民族从来都是一等一的存在。

几千年来，在中国大地上，任何一个小镇里（哪怕是牧区），你都能找到做豆腐的作坊。一直以来，这些作坊用当地种植的大豆磨豆浆、做豆腐、发豆芽。正是这些豆腐作坊保证了我们的健康，也保护了中国大豆的品种，一直默默地撑起我们发展的道路。

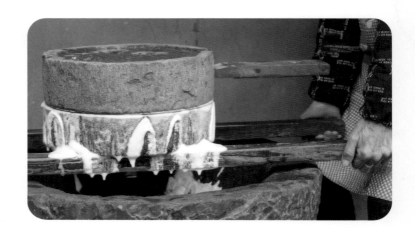

　　没有大豆就没有东方文明。十几年前，我们还是大豆净出口国（出口量最高达一千五百万吨），可现在，每年进口的转基因大豆超过了一亿吨。

第二节

转基因争论的是什么

转基因之争由来已久，人们到底在争论什么，有必要在这里刨根问底，看看转基因问题的根本所在，它与我们的食品安全有什么关系。

一、基因与基因的边界

选择优势基因进行重新组合，培养特殊抗性的品种或修复基因的变异，是人类探索的正确方向和有益尝试。目前在农业生产和医疗领域进行的基础研究无可非议，如在棉花上引入抗虫的基因（*Bt*基因），使棉铃虫不再敢侵害棉花。但以现有的知识水平，草率地将转基因技术用于主粮的商业用途却是不负责任的。

基因是染色体上一段携带一个或一组蛋白质编译密码的

DNA碱基序列。一个完整的基因包括三个部分：特殊的前置碱基序列和起始部分，蛋白质表达部分，终止部分和后缀碱基序列。基因与基因（或其他DNA碱基序列）之间有一条界线，细胞中有关的酶可以识别这条界线，但人类目前还不行。

那么问题来了。第一个问题是，哪个专家可以告诉我们，这条界线在哪里？目前在高等动植物中，人类还没有搞清楚这条界线在哪里，是什么样子的。也就是说，目前还不能合成或分离出一个完整的基因。现在拿来转基因的也只是一个掐头去尾的基因片段而已。一个不完整的基因片段被用在作为主粮的大米、大豆中是否合适？第二个问题是，被转移的基因片段要插入到DNA的哪个位置上去？目前这种插入是随机的，这是一个严重的问题，即不确定的基因片段随机插入一段完整的碱基序列中，必然会破坏原有的碱基排列顺序。这种基因片段的插入至少会破坏一个原有的基因或一段完整的碱基序列。就像在电报密码中随便插入一串数字，会改变后面数字代表的意义一样。看以下两组电报的数字密码：5238 7465 1837 6456 3781 9364 6538（代表一段基因编码）；3746 589（红色的阿拉伯数字代表不完整的基因片段）。如果把红色数字组随意插入前面一组数字中去：5238 7465 1374 6589 8376 4563 7819 3646 538，就完全打乱了后面的排序，这组密码还能代表原来的意义吗？

转基因的危害不是转基因的产品本身，Ht蛋白、Bt蛋白（分别由转*Ht*基因、转*Bt*基因指导合成的蛋白质，转*Ht*基因使农作物具有抗除草剂的特性，转*Bt*基因使农作物具有抗虫害的特性）都没有什么短期毒性，其危害是可能破坏了一个正常的基因。第三个问题是，技术人员为了追踪转基因是否插入到目标作物中去，至少会再加上一个标志基因（如一种抗生素的基因），以方便检测到转基因的存在，但随之而来的更可怕的后果是，这个标志基因也可以改造成一个基因武器。

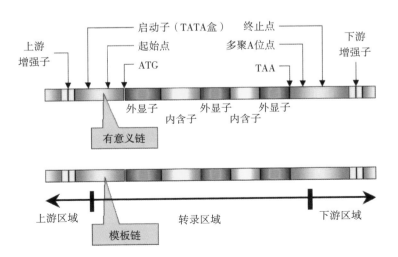

如果转基因片段随机插入DNA序列后，引起了一段DNA序列或者是一个基因的破坏，最终会带来什么影响？人类目前确认的基因有近三万个，其中有40%左右的基因虽经历了三十多亿年但一直都很稳定，基本没有什么改变，关键是这些基因太重要了，不容有失。假设A基因就是其中的一个，负责指导合成细胞色素C氧化还原链中的一个酶，这个基因出了问题会导致细胞不能利用能量，结果是这个细胞会灭亡。

我们推演一下，人的基因都是成对的，用这种符号表示：A‖A，其中一个基因失活了，还有一个基因是正常的，即A‖a同样能继续发挥作用。只有当对应的两个A基因都失活了，这个基因就不起作用了，也就是A‖A→A‖a→a‖a，就相当于这个基因丢失了，这个人也活不下去了。什么样的情况会出现这个结果？

A基因被破坏，即A→a，经过细胞的修复，被破坏的基因恢复了正常，即a→A。但最后架不住反复的较量，勉强形成了一个稳定的、带有隐性缺陷的基因型：A‖a，这是一个危险的事件。这个隐性缺陷什么时候遇到另一个同样的基因型呢？与正常基因结合，即A‖a与A‖A结合生下一个A‖a的概率为50%，如果A‖a与另一个A‖a结合，出现致死基因a‖a的概率是25%。假如一个国家只有一个人有这种基因A‖a，相遇的概率是多少？可以忽略不计。假如一个县城里有一个，相遇的概率又是多少？有点麻烦了。再假如一个家族里就有一个人有这种基因，恐怖吧！也就是说，A‖a基因型一旦稳定下来后（因为这种基因型对单独个体不会有任何影响），环境又不断地创造这种变异的机会，一旦势成，最快三四代后一个家族就会消失。

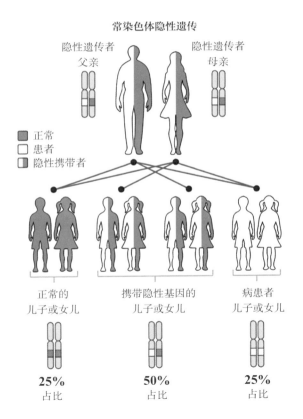

常染色体隐性遗传

隐性遗传者 父亲

隐性遗传者 母亲

■ 正常
□ 患者
▯ 隐性携带者

正常的 儿子或女儿

携带隐性基因的 儿子或女儿

病患者 儿子或女儿

25% 占比

50% 占比

25% 占比

整个生物界有40%左右的基本基因一直没有发生改变，这些最基本的、关乎地球生命的基因为什么如此稳定？一是因为细胞对这些基因有强大的保护机制，当碱基编码出现错误时就会马上得到修复；二是因为在平时都有组蛋白裹在基因链的外层进行保护，避免外来DNA（如病毒）的入侵。如果大段的碱基序列出现了变化，细胞修复就无法进行。加上经常接触外来的基因片段，被插入不明碱基序列的概率就会增加，形成A‖a型就会更多。反观我们自己又该如何保护我们的基因呢？

二、遗传物质的跨界交换

许多"专家"以为只有有性繁殖才能进行遗传物质的交换（或狭义的基因交换），认为转基因不可能通过食物链影响到正常物种的遗传活动。这个观点是片面的。回顾三十多亿年来生命进化的历程，尤其要理解寒武纪时期生命大爆发的条件和发生的背景。古生物界一直很迷惑，寒武纪怎么突然就爆发式地出现了那么多从未发现的物种，因为之前没有任何留存的化石。我们认为，寒武纪之前的生命开始进化是针对某一种功能分别进化的，通过细胞融合使多种功能最后集于一身的。在系统不完善时期，细胞之间并没有排异现象，直到一个物种成熟后，才开始具备纠错能力，最终发展出排异功能。生命大爆发后期才出现典型的有性繁殖这种高级的生殖方式，后来才演化为主要的遗传物质交换方式。除此之外，还有多种形式的基因交换通路，如国内细胞学家郑国昌先生早在20世纪70年代就观察到洋葱核物质的穿壁运动。其实在微生物世界里，遗传物质跨物种间交换非常普遍，早期古细菌之间的细胞吞食、细胞融合，都为生命大爆发提供了更多的、不同的基因组合（如果用超级计算机模拟生命进化，到了现在生命应该还处在原核细胞的时期）。微生物细胞经常受到噬菌体（病毒）的侵扰，最后又通过噬菌体把其他遗传物质植入到高等生物体内，包括我们人类。

在中国，近年来每年进口1亿多吨转基因大豆，榨油后可产生6000多万吨豆粕，使用这些豆粕的企业是否应该标注豆粕的来源？豆粕中可能含有不明的基因片段，它们有可能逐渐嵌入到正常的碱基序列中，从而从最根本的地方破坏我们演化了三十多亿年的生命体系。这就是我们对食品安全的担忧。

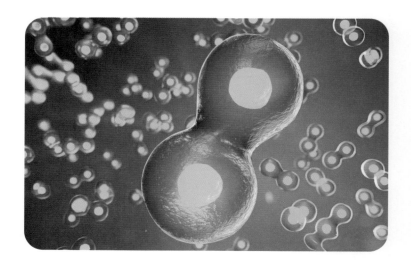

三、限制转基因为什么很难

转基因的研发和推广者声称，他们目前转入的基因是抗虫基因和抗除草剂基因，这两种基因表达的Bt蛋白和Ht蛋白对人体没有任何副作用，病理实验、毒理实验也证实了这两种蛋白无害。然而问题的根源在于，真正的危害不是转基因的产物而是转基因的不明片段，它可能破坏原有DNA碱基的序列。

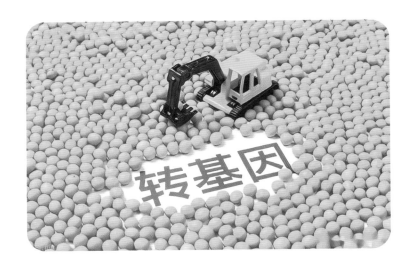

　　转基因作物要不要进行商业化推广，这个问题涉及方方面面，不站在国家层面是难以看清全貌的，需要经过较长时间的实验，也需要进行一些具体的、有相对规模的种植实践。针对在技术层面可能有的风险，如正常基因序列与这些片段结合而发生改变，DNA碱基排列出现的漏洞等，研究部门也应该对这些基因片段做一些跟踪研究，为推广后期基因片段的去向提供可靠的实验数据。

看懂配料表和营养标签

配料表和营养标签，这是一个企业对社会和消费者的承诺。只要标出来了就要遵守规则，如果企业隐藏了某些成分或标出了没有用到的原料，一旦被查出是要受到严厉处罚的。但是，普通消费者怎么通过这些公开的信息来判断食物的优劣呢？

一、配料表和营养标签

配料表里有许多信息，通过解读就能了解产品的大体轮廓。下面举三个例子。

家中常用的酱油，当然大家都希望买到纯酿造的酱油，怎么鉴别呢？看两点：一看标准，酿造酱油的国家标准是GB/T 18186—2000《酿造酱油》，其他的标准都不要管；

二看氨基酸态氮含量是不是大于0.4克/100毫升（特级酱油要大于0.8克/100毫升，自然酿造会产生多种氨基酸，氨基酸态氮含量能表明发酵的程度），同时一定要看配料表里有没有味精，如果有就不要买。谷氨酸钠（一种氨基酸的钠盐）就是味精，不仅增鲜，还能提高氨基酸态氮的含量。

还有就是不少家庭会储藏一些好酒，其中固态法白酒就是纯粮酒，而液态法和固液法都是酒精勾兑酒，所以想要喝纯粮酒，就看有没有写明"固态法发酵"，如果有，基本都没有错。另外，注意配料表里有没有标注酒用香精（如乙酸乙酯），如果有则不建议购买。

最后介绍怎么选面粉，首先看是不是按国家标准GB/T 1355—2021《小麦粉》生产的，其次看是不是在保质期以内。一般家庭选这种普通的面粉（小麦粉）即可。国家标准规定，小麦粉不准添加任何添加剂，配料表里只有小麦，不要管什么低筋粉、高筋粉的，这种按国家标准生产的面粉是最健康的。

下面再举几个例子来看配料表和营养标签（或营养成分表）里透露的信息。

先看一款压缩干粮。

品　　名：90压缩干粮

配　料　表：小麦粉、白砂糖、精炼植物油、食用葡萄糖、全脂奶粉、水、食用盐、食品添加剂（碳酸氢钠）。

营养标签：

项目	每100克	营养素参考值/%
能量	2100千焦	25
蛋白质	7.1克	12
脂肪	21.6克	36
碳水化合物	61.0克	20
钠	320毫克	16

从配料表可以看出，该款压缩干粮只有一种添加剂——碳酸氢钠，这是我们在家都常用的小苏打，做面食是少不了的。再看主要成分——蛋白质、脂肪、碳水化合物，把这三种成分的配比加一下：7.1克+21.6克+61.0克=89.7克，含量已经接近90%了，产品里还有水、维生素和矿物质，也就是说，这个产品配料表非常干净，基本是由食物构成的，没有什么安全隐患。我们再解析一下这种配料的奥妙——小麦粉（就是面粉）提供了蛋白质和淀粉，也提供了部分微量元素；白砂糖不仅有甜味，还能缓释能量；全脂奶粉同样提供蛋白质，还有脂肪和微量元素。这里为什么加食用葡萄糖呢？压缩干粮要解决的主要问题是如何提供能量。根据使用

环境的情况，干粮的成分分为马上提供能量的部分、稍慢一点提供能量的部分和储存能量的部分。假如，野外工作时刚吃完干粮，刚吃的干粮就要能立刻提供能量，食用葡萄糖就能做到，慢一点提供能量的是白砂糖，淀粉要再慢一点才能提供能量，正好短期储存一下。精炼植物油是精制的大豆油或花生油等，也属于脂肪，可以较长时间地储存能量。这种搭配就能满足特殊情况下应急的需要。

再看一下最近流行的一款饮料。

品　　名：某柠檬果味茶饮料

配 料 表：水、果葡糖浆、浓缩柠檬汁（>1克/升）、速溶红茶、柠檬酸、柠檬酸钠、DL-苹果酸、三氯蔗糖、安赛蜜、聚葡萄糖（膳食纤维）、维生素C、D-异抗坏血酸钠、食用盐、食用香精。

营养标签：

项目	每100克	营养素参考值/%
能量	148千焦	2
蛋白质	0克	0
脂肪	0克	0
碳水化合物	8.2克	3
钠	19毫克	1

作为饮料，可以不考虑蛋白质和脂肪，碳水化合物也不能高了。但是再看添加剂，为什么有这么多东西？消费者感到有些看不懂。

（一）学会查询

教大家一个办法。第一，在网上输入关键词搜索一下，先查一下这种东西是什么以及它的来源，如DL-苹果酸，搜索的结果是，D-苹果酸和L-苹果酸的混合物。第二，再搜索一下这种物质的制备方法，发现有这样一句话：自然界中苹果酸只存在一种结构——L-苹果酸。这说明DL-苹果酸是人工合成的产物，人工合成时会随机产生DL-苹果酸。它是自然界原本就存在的，还是人工合成的？通过搜索一下制备方法就知道了。如果能搜索出人工合成的方法，就基本能断定这种成分是人工合成的了，不然为什么要人工合成呢？

（二）学会归纳

查到这一步我们就能做基本判断了，结论是这款饮料只有那么一点食物（1000毫升只有1克多柠檬汁和一些速溶红茶），但添加剂太多，酸味不够加酸味剂，甜味不够加甜味剂。从成本考虑（零售价400毫升才不到4元），使用添加剂比较方便和便宜。三氯蔗糖、安赛蜜是甜味剂；柠檬酸与柠檬酸钠构成缓冲液，也是酸味剂；维生素C（也称抗坏血酸）和D-异抗坏血酸钠在这里是防氧化的抗氧化剂和护色剂；聚葡萄糖是人工合成的，是仿纤维素结构的膳食纤维（其实膳食纤维不是给人吃的，是提供给肠道有益菌的。有益菌住在哪里？对，在末端肠道里，给它们吃就应该到达这里，膳食纤维不需要被肠道吸收，因为吸收了也不能被消化）。我们的意见是，要少选它，尤其不要给孩子们。

二、揪出隐藏的成分

通过计算和对比就有可能发现配料表和营养标签有没有隐藏什么。看下面这个产品。

品　　类：某谷物冲调粉

配 料 表：燕麦、留胚大米、米乳粉（酶解）、大豆、葛根、山药、薏仁、燕麦麸、小麦胚芽、黄精、茯苓、玉竹、牛蒡根。

营养标签:

项目	每100克	营养素参考值/%
能量	1829千焦	22
蛋白质	6.2克	10
脂肪	11.8克	20
碳水化合物	74.2克	25
膳食纤维	3.2克	13
钠	48毫克	2

该产品的脂肪比例不合理,配料表里的食物除大豆外都是低脂肪的(脂肪含量1%左右),如果是大豆(按蛋白质含量38%、脂肪含量18%计)提供的脂肪,那蛋白质含量应该是25.3%,碳水化合物含量应该低于60%,显然脂肪含量能达到将近12%必定添加了脂肪含量高的产品,而且不愿意标出来,什么粉状的产品脂肪含量比较高呢?显然私下添加的成分应该就是奶精(植脂末)。2016年香港某公司的产品被查出来添加了大量的奶精而未标识,在武汉被罚款500万元。

再看两款巧克力。

品　　类:某巧克力(国内合资)

配 料 表:白砂糖、全脂奶粉、可可脂、可可液块、植物油、脱脂奶粉、食用香料、食品添加剂(大豆磷脂)。

可可总固形物>31%。

营养标签：

项目	每100克	营养素参考值/%
能量	2357千焦	28
蛋白质	7.3克	12
脂肪	34.9克	58
碳水化合物	55.4克	18
钠	70毫克	4

品　　类：某巧克力（瑞士进口）

配　料　表：白砂糖、全脂奶粉、可可脂、可可液块、脱脂奶粉、大豆磷脂、食用香料。

可可总固形物>68%。

营养标签：

项目	每100克	营养素参考值/%
能量	2258千焦	27
蛋白质	7.3克	11
脂肪	31.2克	52
碳水化合物	58.4克	19
钠	118毫克	6

大家比较一下，发现什么了吗？国内合资的产品多了一种东西——植物油，而且可可总固形物的含量比进口的少了一半多，能量和脂肪还多了。这是植物油贡献的，是什么植物油？为什么不标出来？是代可可脂（一种氢化植物油）吧？植物油的排序也应该放在第二吧？仔细分析配料表和营养标签就可以发现许多问题。

巧克力本身是好东西，大家有没有发现原产可可豆的南美洲和非洲的人民往往热情洋溢，只要一盆火就能载歌载舞一整天。经初步分析，巧克力有助于血清素的分泌。说巧克力是幸福的糖果，真不为过，我们的零食里是不是应该加上巧克力呢（当然是用纯的可可脂来制作）？

三、商家的概念与市场炒作

我们一旦了解了什么是真正的食物和食物形成的机制，很多问题都不再是问题了。前几年，市场上时不时地会冒出一些"新"的产品，而且大家都跟着热炒，如某酵素、某蛋白肽等，还有一些关于抗癌的产品，如白藜芦醇、紫杉醇等。这些产品动辄成百上千一盒，这里我们要问了，酵素一词来自日语，就是酶的意思，那产品中的酵素是指什么具体的东西呢？如果是酶的话，是哪种酶呢？吃进去的酵素（酶）其本身也是蛋白质，不会被蛋白酶水解吗？还有，蛋白肽又是由几个氨基酸构成的？氨基酸是如何排列的？有什么生理活性吗？既然说不清楚，还敢把它吹上天？那些"抗癌神药"白藜芦醇、紫杉醇其实是被淘汰的、曾经以为有抗癌特效的提取物分子，刚发现它们时，它们被编上代号出现在一些大实验室里被秘密研究，结果不理想时，研究者才以发表文章而宣告研究结束。一些不良商家看到文章后就马上将这些物质包装成神药，疯狂推销。文章都发表了，只是你碰巧看到了宣传，当人人都说它有神秘功能时，你要留个心眼儿，不要轻信一些人和不良商家的说词。

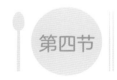

第四节

东西方饮食文化的差异

生活在不同区域的族群，饮食习惯是不同的，没有贵贱之分，也没有任何时髦的因素，不要模仿不适合自己的饮食习惯。

一、海洋民族与草原民族的融合

大家印象里好像只有游牧民族和农耕民族，怎么又冒出了一个海洋民族？人类较早时期发现大西洋里的鳕鱼数量巨大，而且营养价值非常丰富，其蛋白质的氨基酸组成也能满足人体的需要。北欧地区气候寒冷、土地贫瘠，但海湾附近有成群结队的鳕鱼，捕捞非常容易。附近部落的人水性好，善捕鱼，他们还逐渐掌握了潮汐规律，学会了航海。他们很可能就是后来维京人的祖先，我们称他们为"海洋民族"，鳕鱼是他们的伴生食物。

欧亚北边有广袤的草原，那里生活着能够驯养牛、马、羊的部落（现在土耳其的位置），这里民风彪悍，人们善骑射，赶着成群的牛羊随水草而迁徙，我们称他们为"草原民族"。

在整条北纬三十度线附近，多地出现了会耕种的部落，如两河地区和华夏地区。这里的部落善耕种，非常勤劳（必须按时节劳作），我们称他们为"农耕民族"。

随着人口的增长，捕鱼的部落向东扩张式地航行，遇上了西进放牧的草原部落，经过多轮的融合，海洋民族和草原民族最终合并为游牧民族，一直到近代。因为获取食物的方式不

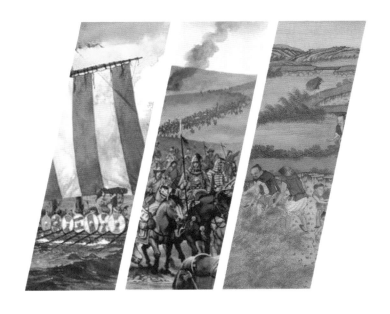

同，人类部落被划分为现在说的农耕民族和游牧民族。当然，世界范围内民族的融合一直在进行着，这里并没有尊卑贵贱。

二、东西方饮食习惯的差异

从两大族群的基因及其细微的变异来看，形成与饮食有关的明显差异有两点：一点是农耕民族的肠道比游牧民族的肠道要长近2米；另一点是大部分游牧民族能终身消化动物奶，而农耕民族断奶后的大部分人却不能。

游牧民族动物性食物比较多，而农耕民族植物性食物比较多，为了消化食物，两大族群演化出异样的肠胃系统。植物性食物较难消化，因此农耕民族需要更长的肠道，而动物性食物易消化，因此游牧民族的肠道相对就短一点。

关于第二点，《23对染色体》一书是这样描述的："在第一号染色体上有段基因，也就是控制乳糖酶合成的基因，我们在生下来时，消化系统中的这段基因都是被启动的，但在大部分哺乳动物（还有大部分人类）中，这段基因在幼年时期会被关闭。但有时候控制乳糖酶合成的基因会发生突变，在婴儿期结束后乳糖酶仍不会停止制造，大部分西方人都有这种突变。有超过百分之七十的西欧人可以终身喝

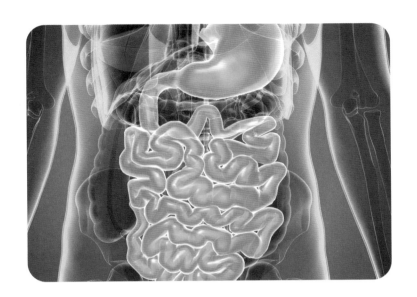

奶，而不到百分之三十的非洲人、亚洲人以及大洋洲人则不行……"这反映了突变与自然选择的关系，如控制乳糖酶合成的基因不关闭这一突变恰好遇上了驯马的事件，人类有奶喝了，这个突变的基因就被保留了下来。

三、牛奶是食物吗

人是哺乳动物的一种。我们观察一下就会发现，除了人以外的所有哺乳动物，在哺乳期结束后，也就是平常说的断奶后，是没有机会再喝奶的。消化母乳是需要一组酶来完成的，仅消化乳糖的酶就不少于6种，这6种酶由一组基因编译而成，并由同一个起始基因来控制。在自然界中，哺乳动物断奶后，消化母乳的酶还要不要继续分泌？答案显然是不需要了。没有必要再耗费养分和能量来制造今后一生都用不着的酶产物了。哺乳动物因此演化出一种机制，当开始吃肉或吃草时，就会反馈一个信号——断奶了，这导致生产消化母乳的这组酶的基因关闭。人类的这个基因处在第一号染色体上，关闭的方式是在起始基因的部位进行了甲基化（—CH_3），人类至少有三个位点被甲基化了，也就是说这组基因被永久关闭了。当再吃到含有乳糖的母乳（如牛奶）时，人类就不能消化它了。这种情况下，牛奶就不再是最好的食物了，其中含量最多的乳糖在体内不能再被消化，会长期滞留在身体内，经过多次循环后在肝脏内被氧化而强制分解，这会造成肝、肾的负担（肾小球会反复拦截乳糖）。由此引发的身体不适或病变被称为乳糖不耐受症，非常类似于果糖不耐受症（这是因果糖酶缺失而导致的一种遗传性疾病，这种遗传病非常危险，搞不好是会出人命的）。

大约在一万年前，在现今土耳其的位置，人类开始驯养马了。这时出现了一个突变——断奶后控制乳糖酶合成的基因不关闭。正好驯马事件发生了，人类有机会喝到马奶。这个突变显然对人类有利，就被保留了下来。这就是大多数游牧民族的人可以终身喝奶的原因。而农耕民族就没有这个突变，与其他哺乳动物一样，断奶后对应的这个基因就永久关闭了。也就是说，哺乳动物在断奶后，母乳（如牛奶）就不再是一种完美的食物了。

其实在日本并没有"一杯奶振兴一个民族"的说法，主流的做法却是婴儿18个月后就不再推荐喝牛奶了，日本人说的"乳"其实主要指豆乳。

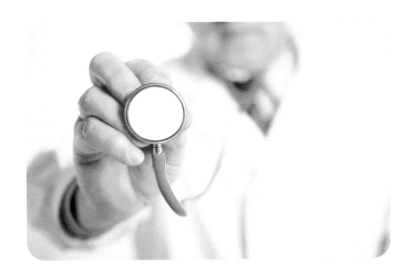

第三章

殊途同归

中医学中隐藏的食疗秘密

　　饮食与中医药有什么关系？自古药食同源，无病养生，有病食疗，遇到顽疾，自有妙手回春之术。记得小时候不舒服了，姥姥端来一杯开水，说："趁热喝，休息一下就没事了。"感冒发烧了姥姥还会给你姜汤喝，里面加了红糖、葱根和姜片。遇到大一点的病，还有鸡汤喝。那时候很少去医院看病。中医记载，上医治未病。中医更注重预防，这正是我们要学习的地方。

一、中医学历史的沉淀与启示

　　西汉淮南王刘安，其母亲病重，久医不愈，刘安细思后将炼丹所需豆汁、米浆调给母亲喝，结果母亲康复。是不是刘安读过《黄帝内经》?《汤液醪醴论》篇就讲述了五谷熬煮而成的清液醪可以用来滋养五脏，醪液再经发酵制成醴，可以治疗五脏之病。刘安的母亲喝剩下的汤汁久置后居然成了豆腐，这是发明豆腐的传说。其实在河南出土的文物证明夏朝末期就能做豆腐了。

东汉时期的《神农本草经》将中药分为上、中、下三品，《神农本草经·序录》中即言："上药一百二十种为君，主养命以应天，无毒，多服久服不伤人。"如人参、甘草、地黄、龙眼、大枣等；"中药一百二十种为臣，主养性以应人，无毒有毒，斟酌其宜。"需判别药性来使用，如百合、当归、大黄、麻黄、白芷、黄芩等；"下药一百二十五种为佐使，主治病以应地，多毒，不可久服。"如大黄、乌头、甘遂、巴豆等。如果用现代认知来叙述，上品药相当于现在的药食同源的部分药材，或者说是副作用最小的药材，平时都可以常食。以此类推，下品药毒性最大，要谨慎使用。值得注意的是，"上药养命以应天，中药养性以应人，下药治病以应地"难道不是在暗示我们，要保护好身体以报答天赐？养性明志以正身？祛病以扶其根本？

如何养命？食疗为本。均衡饮食，使血脉通畅。就像培养细胞一样，只有让整个细胞充满活力，器官和身体才会健康，才有机会代代相传。五谷为养，守护形体以报天恩。如何养性？君臣佐使，臣要有规矩，更要有手段，不可矫枉过

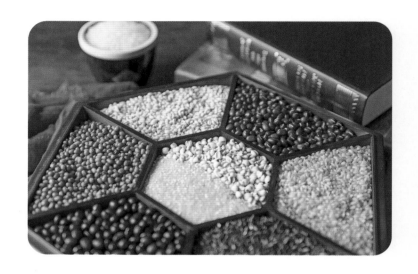

正，也不可力有不逮，要引导疏通以正身。无毒为引，有毒以疏通，身正了自然心安。又如何治病？治病就是让患者恢复到最佳生存状态，铲除邪气，斩断病根。最后又回到食疗，再进一步颐养，让身心长期保持住一个最好的状态——适宜态。

《黄帝内经》描述了四种人：贤人，圣人，至人，真人。这不但反映了修真的阶层和境界，还告诉我们中医的生死观和天、地、人一体的和谐宇宙观。《黄帝内经》还指出，人们因不懂得养生之道，不能克制欲望，又无法停止忧虑，导致精气离散，荣血枯涩，卫气不能用，最终导致神失而病，且久治不愈。数千年来，华夏人文的进步、传统文化的发展孕育出中医道德的伦理，它们一起构成了中华文明的社会形态，一直守护着我们，让中华文明屹立于天地之间。

二、道与术的渊源

先讲一个故事，传说东周末年，一位道长接报说南方某地瘟疫流行，便带领一众弟子前往平息瘟疫。经过勘察问诊后，道长命二弟子带一队人马携药方器具若干前去救治，留大弟子在身边记录所阅经历。数日，瘟疫得以控制，多数患者康复。百姓感恩戴德，箪食壶浆以谢众道，二弟子更是家喻户晓，人人称道。大弟子听闻后心有所思，一日，对二弟子说："师弟近日辛苦，我来替你一阵，你回来照顾师父。"二弟子应允，便将药方交与大弟子，一并交代若干事项后，便拜别众人，回到师父暂居处，还与师父一同回顾了平疫的始末。

以后遇到类似事件，大弟子都一马当先，冲在前面。日积月累，大弟子掌握了许多方剂，也积累了丰富的经验，不免有些飘飘然，竟以大弟子之名广收徒弟，一时名声大振，后以治病秘方代代相传。二弟子一直跟着道长，渐渐领悟了医理道心，终得师父真传。

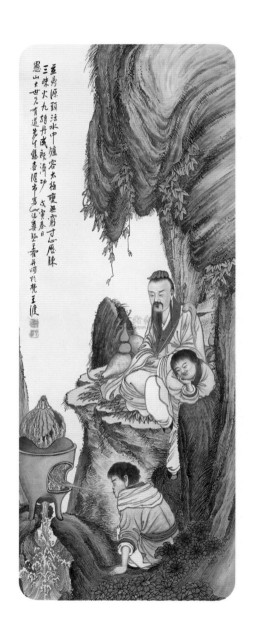

比较两位弟子，我们发现了什么？大弟子总觉得药方实用，药到病除，名利双收；往往只看重收集药方，解一时之急。大弟子是在学术。二弟子专心修习，跟着师父一心求道，除掌握了方剂，更懂得了如何开具药方。二弟子是在学道。

后世有道士，也不乏术士，他们的源头是不是从这两位弟子开始分化出来的？古代炼丹的术士发现世上本无丹药时，为了面子，难免恶从心生，弄虚作假，掩盖真相，最终演变出一支欺世盗名的方术邪士。道和术本不在一个层面，论术者何以评大道？

三、中医从道，方兴未艾

笔者有个朋友，早年患喉癌，开始自学中医，不化疗、不手术竟然将喉癌治好了。自己也成了一个在当地口碑不错的中医，还身怀一些"绝活"在身。不了解的人都传说他是祖传中医。我们是一起长大的，他们家并没有人学过中医，他爷爷是商贾，爸爸是军人，还参加过抗美援朝，他自己是学电气专业的，他是无师自通，悟出中医的一些门道来，一般的病都能治愈。

　　一次，大家在他的中医馆中"论道"，说到许多中医疗法和药方失传了，不免惋惜。他说没关系，掌握了中医的道，这些疗法都能再被悟出来，中医馆的几个"绝活"就是他悟出来的，如果认真钻研，在医道医理上古今是相通的。

　　《黄帝内经》中写道，岐伯告诉黄帝，上古之人，作息有序，饮食有度，度百岁而体不衰。在这里既"无医"又"无药"，是如何做到的呢？《黄帝内经》还强调，人体能够自愈，是自己最好的医生；食疗又是自愈的基础，控制情绪，饮食有度，外邪不能侵。结合现代医学的研究成果来看，自愈是细胞更新、器官修复的结果。对比一些激素分泌的规律与中医作息合时有序的说法：早晨迎着初升的太阳出去散步，这时体内会分泌出血清素，这是一种让人愉悦、长精神的激素，有人称之为"幸福的激素"，它能让人在白天保持充沛的精力；15个小时后，体内接着会分泌另一种激素——褪黑素（也称脑白金），它会让你睡意蒙眬；如果很快睡着了，2个小时后就会再分泌出生长激素。对小孩来说，生长激素能使孩子长高，对成年人来说，生长激素的主要功能是启动细胞的修复机制。白天损伤的细胞在晚上得到修复，这是多好的安排。细胞修复需要构成细胞的材料，这些只能从食物中获得。食疗首先要吃到纯净的食物，以保证供给细胞必需的材料，才能让细胞更新如初，器官才得以恢复正常。中医不正是要教人们不生病的法门吗？生活没有规律，吃喝又没有节制，就会破坏身体自愈的能力，久而久之不生病才怪。

　　世界卫生组织统计：1元的预防投入可以减少8.59元的医疗费用支出，还可以节省100元的终末期抢救费用。预防胜于治疗，中医在这方面更胜一筹。

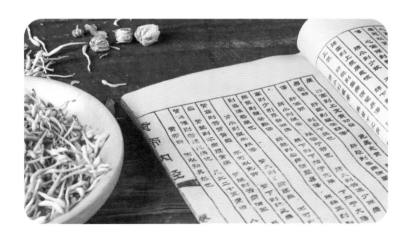

第二节

以食代药，未病先治

了解一点中西医的现状，结合自身的健康状况，就有可能在遇到疾病时做出正确的选择。

一、西医面临的问题

从表面上看，西医是建立在解剖学上的；从微观来看，西医是建立在化学基础上的实验学科，尤其是有机化学、生物化学、分子生物学的发展帮助西医建立起了相对完整的理论体系，揭示了细胞的分子结构和组成成分，就像把一台汽车分解到了每一个零件。由此再进一步反向推演回去，分子组成细胞，细胞组成器官，器官主导形成系统，系统完美配合构成人体。这便是西医理论的基础架构。

现代西医认为找到了主宰生命的关键性大分子，一个是决定性的大分子——核酸［包括DNA和核糖核酸（RNA）］，另一个是功能性的大分子——活性蛋白质（如胰岛素、转移蛋白），一切疾病都可以追溯到这两类大分子上来。

为了更加直观，西医按系统对疾病进行分类，如皮肤系统的疾病、消化系统的疾病、分泌系统的疾病等，再将这些系统的一些"关键性"的生理指标作为诊断的依据，如转氨酶、血红素、血小板、巨噬细胞、血压、心电图等，并通过仪器设备分析患者的这些指标值，并与标准值进行对照，以便医生以此为依据进行诊断。按照这种理论，西医的诊断结果无非分为两类：器质性病变和功能性病变。器官或细胞不可逆地发生了病变，而且丧失了再生功能，这是器质性病变；某种大分子功能丧失了，导致出现某种症状，如次黄嘌呤–鸟嘌呤磷酸核糖转移酶失活或不能产生这种酶了，就会出现痛风，这种无论是微生物、机械外力、药物还是过敏造成的细胞功能丧失（功能性大分子暂时性失效）称作功能性病变。两者是会互相转变的，不是一成不变的。

以糖尿病为例，西医认为这是胰脏出了问题，具体原因是胰脏内分泌腺出了问题，进一步追究是胰岛出了问题，是胰岛细胞损伤不能生产胰岛素了。胰岛素是一种功能性大分子，具有调节细胞代谢的作用，能"指挥"转运、代谢葡萄糖和脂肪。如果胰岛素不能分泌，会造成细胞代谢紊乱，血糖堆积，即为Ⅰ型糖尿病，属于器质性病变。如果胰岛素分泌正常，但代谢调控仍然失灵，血糖仍不能正常转运和水解，即为Ⅱ型糖尿病，属于功能性病变。看西医如何对待：Ⅰ型糖尿病就注射胰岛素（而且需要终身注射），Ⅱ型糖尿病就没有什么好办法了，目前主要用药是二甲双胍，这种药也只能抑制肝糖原和肌糖原的输出。针对两种类型糖尿病的治疗手段，西医明显治标不治本。对于糖尿病好像是找到了病因，胰岛细胞内分泌功能丧失，或胰岛素结构变化，导致血糖居高不下。是修复胰岛细胞，修复DNA序列，还是换个胰脏？西医能根治吗？这是西医面临的问题之一。

再举个例子。生病了去医院检查，发现巨噬细胞和白细胞都增高了，医生说是受到微生物（细菌、病毒等）的侵害，因为微生物入侵损害了某系统中某器官的细胞，造成了这种病症。一般情况下，西医大夫会想办法杀灭入侵的微生物，大多数医生通常会开抗生素类的药物。久而久之，人们发现细菌产生了抗药性，要不断更新抗生素，来得及吗？超级细菌的出现使人们发现根本赶不上微生物变化的速度。这又是西医面临的一个问题。

如果医生说患者动脉硬化、血黏稠，引发了高血压，这时候说起病因就更复杂了，遗传因素，生活习惯，等等，诊断结果基本会是悬而未决，说这是慢性病，一般会开一些降压药给患者，同时叮嘱药吃完了就再来看（开药）。对于功能性病变，似乎只有终身服药了，这种负担国家承受不起，家庭更难以承受。

对于器质性病变，极端的做法是器官移植。器官移植被当成西医的顶级成就，可我们听到"器官移植"四个字就后背发凉，心里瘆得慌，哪儿有那么多的意外和器官捐献者？我们认为必须严格管控器官移植手术，没有合法捐献来源的一律要禁止。

现在归纳一下西医面临的问题。西医通过各种精密仪器，任何指标都能检测出来，也分析得有理有据，从器官到细胞再到大分子，一直追踪到信息的源头——DNA，看来

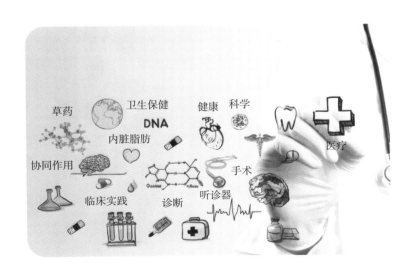

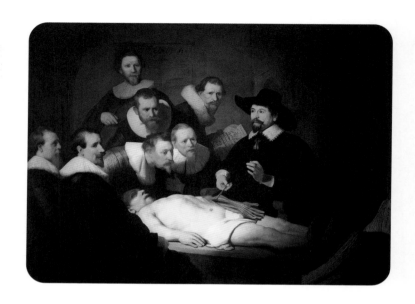

一切都顺理成章，无懈可击。但是，针对一些慢性病，如糖尿病、高血压等，血糖高了就降糖，血压高了就降压。哪里有问题就治哪里，不行就切掉或换掉，换不掉就继续研究换的办法。西医在有些方面头痛医头，脚痛医脚，这正是西医面临的问题。

二、中医面临的问题

中医源远流长，医者数千年来悬壶济世，治病救人，更是独树一帜，使中医成为世界史上独有的文化奇观。中医学以阴阳五行作为理论基础，将人体看成气、形、神的统一体，通过"望、闻、问、切"四诊合参的方法，探求病因、病性、病位，分析病机及人体内五脏六腑、经络关节、气血津液的变化，判断邪正消长，进而得出病名，归纳出证型，以辨证论治原则，制定出了"汗、吐、下、和、温、清、补、消"等治疗方法，使用中医的药、针、灸、砭、气功、食疗等多种治疗手段，使人体达到阴阳调和而康健。

只是近一百多年来，随着教育科技受西方的影响，西医快速被引进并在资本的推动下成为医疗行业的主导者。这确实严重挤压了中医的生存空间。许多不尽如人意的做法也造成中医理论碎片化、医术污名化等问题，严重阻碍了中医治疗作用的发挥，使中医出现了严重的倒退。

幸好有民众的觉醒、政府的强势介入，呼唤中医回归已势不可当。在实现中华民族伟大复兴的关键时刻，中医复兴同样是不可或缺的。治未病，是中医理论的核心理念。推广中医以食代药的机制，建立一种健康的生活方式，就能够未病先治，防患于未然。整个民族都会大幅减少医疗费用的支出，减轻国家财政负担，为国家的发展贡献不可低估的力量。

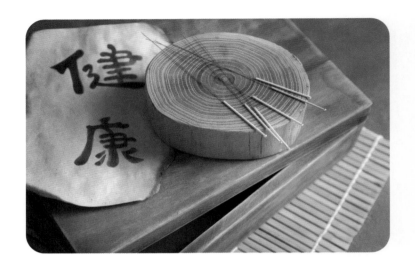

三、治未病的可为与不可为

（一）自然的魔力（可为）

哺乳动物生长分为两个阶段，哺乳期和自立生活期。很明显，哺乳期是母亲创造的一个适合幼崽生长的环境，我们称之为"适宜态"。也就是说，母亲的乳汁和哺乳行为给幼崽创造了一个最佳的生存状态——适宜态。千万别小看了哺乳期的事件，其他动物为了繁殖后代主要依靠什么？只能靠数量。鱼产卵一次多达数万个、几十万个，白蚁一次产卵数百万个。只有如此庞大的数量才可能保证少数的幼崽活下来，还要长到成年。哺乳这种行为不仅为幼崽提供了有效的保护、供给全部的营养需求，还能增强幼崽的免疫力、传授经验等，使得幼崽的成活率空前提高（大大降低了资源的消耗，使物种进化更有保障，也大范围地提高了进化的速度。进化需要时间，也就是要活得够长，才有机会被选择，还要有时间繁殖后代，这样才有机会保留有益的突变）。哺乳期结束后，哺乳动物就要尽快适应另一种生活环境，食物变了，母子关系变了，要继续生活就必须觅食、必须合作、必须竞争。这就要哺乳动物自己去创造一个新的"适宜态"。也就是哺乳动物要尽快地适应这个环境，不能生病，受伤了要尽快恢复。在新的环境中，没有强健的体魄和能力是要被淘汰的。一个成功的物种背后有什么秘密？每种"适宜态"中的不能生病是一种本能吗？环境中的某种食物是否提供了

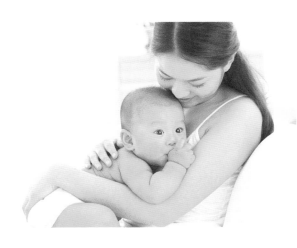

保持强健体魄和启动机体修复的元素？那么，这种食物是什么？是伴生食物吗？其中含有什么不一样的成分？

　　再读《神农本草经》："上药一百二十种为君，主养命以应天，无毒，多服久服不伤人。"在没有生病时，还不需要用药，就暂时让"臣"和"佐使"立在一旁，让这一百二十种上品药物来维护"适宜态"。用得好是可以养命的，这是食疗的潜台词。该如何以食代药呢？如何用好这一百二十种上品"药物"呢？

　　国家对食品生产进行了分类，第一类最为基础，是普通食品。第二类是为满足某些特殊人群的生理需要，或某些疾病患者的营养需要，按特殊配方而专门加工的食品，称为特殊膳食用食品。这类食品的成分及其含量，应与可类比的普通食品有显著不同。第三类是特医食品，全称是特殊医学用途配方食品，是针对特殊疾病患者需求的一种特殊食品。三类食品都属于食物，但对三类食品的审核标准是不同的。国家将食品分为三类是不是与《神农本草经》对上品药物的应用异曲同工呢？我们按中医将中药分为上、中、下三品的逻辑进行分析。

　　1. 思路

　　通过充分的营养供给（合理膳食），合理选用食物中的生理活性因子，充分调动人体自身的防御功能和器官修复、自愈功能，有效预防疾病发生。

2．食疗的现代解释

结合医学、生物学、遗传学等多学科研究成果，对传统食物的营养因子进行分类、量化、功能化，同时结合自由基和抗氧化的理论和实践，给人体提供全面、均衡、足量、地道的食物，优化营养的供给，完善各种营养素的搭配，保证每个细胞生长在适宜的环境中，以保持其旺盛的活力，进而让身体进入一个最适宜的环境条件，让身体长时间处在最佳的生存状态——适宜态。

3．实践

建立优化营养的观念，在膳食平衡的基础上，认识营养补充的正确方法，培养分辨优质营养食物的能力。这里有必要先了解一下引发现代疾病的成因。

（1）缺乏营养知识，选择了错误的饮食习惯　西方饮食文化不能照搬，中国人有自己的饮食方式，现在许多"时髦"的产品也许就是健康杀手。

（2）摄入了过多滥用添加剂的食品和过度加工食品　许多人工添加剂根本就不是组成细胞的物质，也就是说，这些非食物根本就不是人体需要的；过度加工的食品（如桶装油、白米、精面、蛋白粉）丢失了大部分人体需要的营养成分。

（3）忽略了生长地环境的影响　一方水土养一方人，即便远在天边，也要经常带些家乡的土特产，故乡的水土含有你不知道的秘密。

在实践中，分析用户问题与需求后，才能提出建设性的建议。有了这样的认识，再对产品进行设计，才能有的放矢。

4．实例

福建省有个朋友请我们帮助他的公司设计关于素食的产品。我们来看看他们的诉求。

某公司对外宣传最主要的、核心的、必须传播的信息依次如下。

（1）要告诉消费者，这家生物科技有限公司是专业的、做地道素食的公司。

（2）要做到产品的差异化，并告诉消费者地道素食如何解决饮食与健康的问题。首先分清食物与非食物，同时要保证机体摄入必需和充足的养分。市场上素食不少，能带给人们健康，同时具有食疗作用的素食就不多见了，非专业的公司是制作不出来的。

（3）我们为什么选用发芽的谷物（这里主要指豆类及禾本科谷物）食品？为什么以大豆为主？为什么要在萌发初期时再进行加工？与其他企业相比，谷物发不发芽又有什么不同？我们要弄清楚这些问题。

对素食的基本要求是要保证蛋白质的供应，因为大豆是高蛋白食物，还含有人体所需全部的营养成分，同时含有最完整的生理活性因子，并具有调整细胞活动的最原始的基因调节物质。之所以要制成"大豆胚芽素"（一种胚芽食品的名称），是因为大豆中这些关键的成分在大豆刚刚萌动时含量最丰富，对人体最有价值。产品中涉及的其他谷物也必须经过发芽诱导后再加工，区别于平时吃的五谷杂粮，它们都是处于休眠状态的（目的是便于在库房里进行储存），营养价值低于激活的谷物。

（4）这就是该公司的企业精神——我们是专业的，制作的素食是非常地道的。

这个朋友的公司，产品以素食的杯装早餐为主，是用大豆、含胚大米、小麦胚芽等五谷杂粮制成的速溶冲调粉剂。目前有众多的素食者和僧侣选择了他们家的产品，产品的口碑也非常好。这类人群用这款产品（胚芽素早餐杯）当早餐（也有同时当晚餐的）。

多年下来，我们一直在默默地跟踪这类消费群体。江苏无锡市还有一家公司专门做植物奶粉，涉及群体比较大，去年销售额近3亿元。苏州也有一家公司做类似的产品，也做了好几年，客户回头率也都很高，反馈也很好。

我们服务于好几个类似的社团，每个社团人群都有数千人，其中宁波的一个社团有三千多人，早餐基本都严格按要求进行。针对沿海地区吃海鲜早餐的情况，技术人员要求他们吃海鲜的时候，尤其是贝壳类的海产品，千万不要吃它们的内脏，看见发黑发绿的东西一定要扔掉。我们一直怀疑内脏里的排泄物（尤其是表面有机化的泥沙）是癌症的诱发因素。通过观察，这种饮食方案（吃与不吃某种食物，一周食谱的设计等）的具体实践时间至今已经六七年了，在这些圈子内的成员尚未见发生大病者。我们还需要继续观察以获得更多的信息。

老子说："反者道之动，弱者道之用。"遵循自然规律，纠正刚刚出现的小偏差，难道不是治未病吗？这么大的人群，这么多年没有大病发生，值得我们做深入的研究。

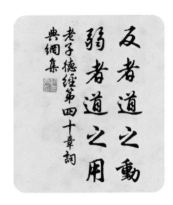

（二）自然的法则（不可为）

翻看各种中医典籍，我们就看到了两点——首先是不让人生病，其次如果不当心生病了，就想办法治好它。可惜的是，后来的两千多年，"不让人生病"却被许多人忽视了。扁鹊的大哥做的事其实就是未病先治，就是不让人生病。直到今天，当人们反省的时候才感觉到"不让人生病"背后隐藏着大智慧。概括起来有三个方面：一是人的生长过程与天地运行规律是一体的——要应时节，分年龄，别男女；二是举止言行都要符合宇宙内在的法则——饮食有节，作息有常，行为有律；三是引文明之光，修心养性的法门好像只有一条路可行——修身养性、充实自己。做到了这三个方面，则至少人不会生病。下面就这三个方面加以介绍。

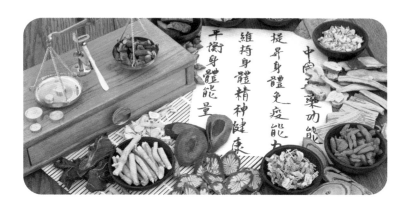

1．应时节，分年龄，别男女

年有四季，月有潮汐，日分昼夜。《周易·说卦》中有："天地定位，山泽通气，雷风相薄，水火不相射。"我们的生产生活一定要依照天地运行的规律。经历数十亿年的演化，生命的生长代谢规律与天地运行周期是对应的。通俗地说，就是吃应季的食物，做该做的事，不强求，不懊恼；内守心，外守中。中国哲学用阴阳、五行、天干、地支完整地描绘了一个事物的前因后果和变化的趋势，不偏不倚，趋利避害，有始有终。

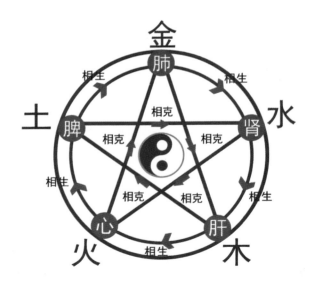

2．饮食有节，作息有常，行为有律

中国有句俗语："病从口入，祸从口出。"偏食挑食、暴食暴饮都会让人生病。人是昼行动物，太阳升起的时候就要起床了，太阳落山的时候就要休息了（不一定是睡觉）。生产活动是为了生活，一切都要有度。学术界认为一个人吃多少（摄取能量）是个定数，睡多少觉也是定数。人有天年，可度百岁。在一年四季里，管理好睡眠和饮食，根据年龄和性别加以调整，目的是让身体的自愈能力能够很好地自然运行，这是非常重要的养生法则。

人类与其他动物（如比较相似的大象）相比，除了饮食有节、作息有常外，还有更特别的要求，那就是言行举止都要有一定的约束，不但要修身，更要养心。这虽是难点，但也是人类进步的途径。例如，吃饭时生气就会吃不下去，因为生气导致气血逆行，顶在胸部，还会导致脑部血压升高。生气不仅扰乱气息，还很容易让人激动，不能冷静地处理问题，有时难免恶言恶语，很可能引发争端。约束自己的言行，遵循中国传统的道德标准，推着自己走向更高的层级。中华文明的这些做法越来越多地被全世界认可。

3．修身养性，充实自己

农耕文化应该是从母系社会开始形成和发展的。妇女们守着耕地，精心照料着农作物，还经常引种一些可食的野生

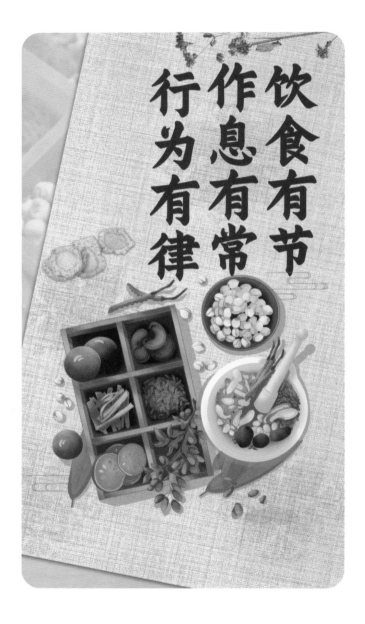

饮食有节
作息有常
行为有律

品种。随着耕地面积的扩大和种植技术的进步，土地上的产出越来越稳定可靠，人们的生存得到了根本的保证，饮食习惯也由此形成。不同的季节产出不同的果实，人们随着季节的变换做饮食的安排。各种重大的祭祀活动也自然而然地融入饮食中，当时贵重的食物（龟和鹿等）被首先拿来祭奠神灵和祖先，这同时赋予了这些食物特殊的属性，接着饮食文化诞生了，逐渐演变成通灵的标志物和族群的文化符号。正是这种保证种族延续的饮食文化极大地推动了社会生产力的进步，印证了饮食文化的发展与人类文明的进步密不可分。现代生活食物丰富，饮食习惯多种多样，美味佳肴数不胜数，表面的繁荣掩盖了饮食文化的重要性，以为现代医学能弥补自我的放纵，而忘乎所以。其实是我们搞错了，我们割裂了饮食与文明，把"修身养性"仅仅建立在口头上，但却割裂了养性与饮食的重要性，"独立"地修身养性，这是远远不够的。饮食文明体现的是社会文明的状态，通过饮食文化及食品工艺可以反映一个民族的整体文明进程。饮食的真相也包含饮食文化与社会文明的进化程度，也就是说修身养性与人们的生活方式（包括饮食习惯）密不可分。

历史留给我们这一串串背影。祖辈、祖辈的祖辈，一路从远古走来，从此中华大地闪耀起文明的光芒，这是历史长河里从未熄灭过的善良、勤劳、包容和蕴含大智慧的火焰。

我们普通人一直沐浴在这种光芒之中，我们也能成为圣贤吗？也能一起守护社会文明的火种吗？能！从饮食开始，修身养性，充实自己，让心中的文明之火缓缓燃起，先照亮自己，再照亮别人，最终照亮大地！

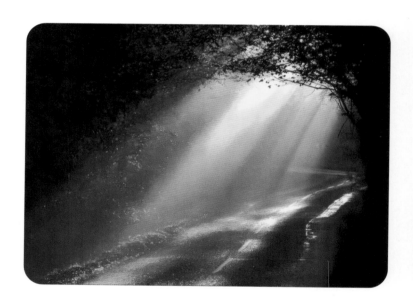

后　记

　　饮食应该成为健康生活方式的重要支撑点，起到营养和医疗的作用。未病先治，体健心宽，人人得以颐养天年。饮食的真相，目的是反映一种生存文化。厚重的中华文明里蕴含着人类发展的通途，揭示了这个物种发展演化应该遵循的规律，一起组成了文明社会不可或缺的重要部分。一种健康的生活方式，是在种群发展和竞争中逐渐优化出来的。在实现中华民族伟大复兴的关键时刻，建立起一个现代的生活方式需要全民的认同和努力。作为人类文化的一部分，饮食不仅要完成养生护体这个最基本的功能，还有其更深层次的使命——协助人类反观内省，不断地升华，走向更光明的未来。

参考文献

［1］ 李爱勇. 黄帝内经［M］. 北京：民主与建设出版社，2021.

［2］ 比特纳. 如何活过100岁：世界最长寿地区的吃法与活法 ［M］. 邓峰，译. 北京：中信出版社，2016.

［3］ 房龙. 人类的故事［M］. 刘梅，译. 北京：中国友谊出版公司，2015.

［4］ 瑞德利. 23对染色体［M］. 蔡承志，许优优，译. 台北：商周出版社，2000.

［5］ 韦尔. 自愈力［M］. 陈玲珑，译. 台北：远流出版事业股份有限公司，2009.

［6］ 巴雷特. 细胞的灵性疗愈［M］. 黄汉耀，译. 新北：人本自然文化事业有限公司，2016.

［7］ 许珊，汤朝晖，周怡驰，等.《黄帝内经》的"自愈力"思想及应用新探［J］. 江苏中医药，2016，48（9）：5-7.

［8］ 克里斯蒂安. 极简人类史：从宇宙大爆炸到21世纪［M］. 王睿，译. 北京：中信出版社，2016.

［9］ 根来秀行. 哈佛医师的荷尔蒙抗老法则［M］. 卡大，译. 台北：世茂出版社，2016.

［10］ 江建勋. 生物医学［M］. 新北：台湾商务印书馆股份有限公司，2011.

［11］ 林正焜. 认识DNA［M］. 台北：商周文化事业股份有限公司，
       2010.

［12］ 莫兰. 基因革命：跑步、牛奶、童年经历如何改变我们的基因
       ［M］. 北京：机械工业出版社，2015.

［13］ 阿姆斯特朗. 抑癌基因：破译癌症密码的基因［M］. 向梦龙，
       杨桓，译. 重庆：重庆出版社，2016.

［14］ 哈利斯. 细胞的起源［M］. 朱玉贤，译. 北京：生活・读
       书・新知三联书店，2001.

［15］ 日本NHK"基因组编辑"采访组. 基因魔剪：改造生命的新技
       术［M］. 谢严莉，译. 杭州：浙江大学出版社，2017.

［16］ 穆克吉. 医学的真相［M］. 潘澜兮，译. 北京：中信出版社，
       2016.

［17］ 本川达雄. 生物文明论［M］. 日研智库翻译组，译. 北京：
       海洋出版社，2015.

［18］ 张祥平. 生命之歌：从细胞到万物之灵［M］. 广州：广东人
       民出版社，2000.

［19］ 邹文雄. 生命的密码：解读人类生命基因工程的秘密［M］.
       北京：中医古籍出版社，2000.

［20］ 侯彬，王丽娟，崔路平. 宇宙生命之谜［M］. 北京：石油工
       业出版社，2001.

［21］ 王秀盈. DNA与人性的萌动［M］. 北京：世界知识出版社，
       2000.

［22］ 奥尔德里奇. 神奇的分子：药物是如何起作用的［M］. 黄曜，

牛国兴，译．上海：复旦大学出版社，2001．

[23] 姜源．医药生物技术 [M]．北京：人民卫生出版社，1996．

[24] 哈肯．大脑工作原理：脑活动、行为和认知的协同学研究 [M]．郭治安，吕翎，译．上海：上海科技教育出版社，2001．

[25] 宇琦．大脑养生书：让大脑更健康的100个习惯 [M]．北京：中国华侨出版社，2010．

[26] 张普陶．破译长寿密码：人体自愈康复系统的开发 [M]．北京：华文出版社，2002．

[27] 克拉克．衰老问题探秘：衰老与死亡的生物学基础 [M]．许宝孝，译．上海：复旦大学出版社，2001．

[28] 萨加德．病因何在：科学家如何解释疾病 [M]．刘学礼，译．上海：上海科技教育出版社，2001．

[29] 尼克尔斯，马丁，华莱士，等．神经生物学：从神经元到脑 [M]．杨雄里，译．北京：科学出版社，2003．

[30] 石原结实．病从寒中来 [M]．李冬雪，译．北京：中国城市出版社，2008．

[31] 王鸿翔．现代中医论 [M]．上海：文汇出版社，2006．

[32] 林政宏．伤寒论一学就通 [M]．广州：广东科技出版社，2007．

[33] 崔述生，张浩．精编本草纲目 [M]．北京：中医古籍出版社，1999．

[34] 朱盛山，钟瑞建，石冀雄．本草纲目用药原理 [M]．北京：

学苑出版社，1996．

［35］ 朱盛山，辛年香，钟瑞建．本草纲目用药实例传记［M］．北京：学苑出版社，1997．

［36］ 王锦鸿．新编常用中药手册［M］．北京：金盾出版社，1994．

［37］ 吴剑波，张致平．微生物制药［M］．北京：化学工业出版社，2002．